Secreto para la salud:
EL BICARBONATO DE SODIO

Aplicaciones para malestares agudos y crónicos

Marcelo Jesus Alegre

Nota

La información en este libro ha sido investigada en base a fuentes disponibles públicamente. Se refiere especialmente al bicarbonato de sodio, que diversas personas utilizan para la atención médica. Toda la información se presenta sin garantía. La información presentada en este libro no sustituye a un médico o a un terapeuta. El autor no se responsabiliza de los daños y perjuicios que podrían resultar de la aplicación de las medidas descritas.

**Aquel que le da su confianza a un médico
no debería sorprenderse por los costos elevados.**

(¡Por supuesto, esto también se puede aplicar a otras profesiones!)

Prefacio

Dolor de riñones, disnea, asma, migraña, malestares similares a la apnea del sueño durante la noche, dificultades para concentrarse, dolor de espalda intenso, mareos, náuseas, manos y pies fríos y estreñimiento. Esos eran mis malestares, que parecían aparecer de la nada y que me hicieron "descarrilar" de forma repentina. Los diversos doctores que conocí como resultado de esto, estaban de acuerdo: ¡Problemas mentales! Pero yo no estaba de acuerdo...

Doctor: "No puedo encontrar nada. Probablemente tenga un trastorno mental. A mí me parece un trastorno post-traumático." Yo: "No me lo puedo imaginar. ¿Si fuera así, no tendría otros síntomas como un trastorno del sueño, pesadillas, o algo por el estilo?"

Cardiólogo: "Su ritmo cardíaco es bastante elevado, 120 por minuto. Y eso, de forma constante. ¿Tiene miedo? Yo: "¿Yo? No, ¿por qué?" Él: "Se trata de un síntoma claro". Yo: "¿Acaso me veo como si tuviera miedo? ¿Acaso tiemblo, sudo o me veo como si estuviera perseguido?" Él: "No, pero mi diagnóstico es inequívoco". Yo: "¿Hay alguna otra posibilidad?" Él: "Sí, hay muchas, pero en su caso, es el miedo".

Durante la revisión del ECG prescrito de 24 horas, la cardióloga en jefe agarró la evaluación incorrecta – ¡es decir, la de otro paciente! – y afirmó: "¡Está bien claro – un trastorno de ansiedad!" Yo: "Disculpe, pero podría agarrar el papel donde está mi nombre". Ella toma el otro diagrama: "Como decía: problemas psíquicos." Yo: "¿Qué muestra la curva a la hora de acostarme?" Ella: "Durmió seguido, durante siete horas". Yo: "¿Cree que una persona acosada por el miedo duerme seguido durante siete horas? ¿A dónde va el miedo por la noche? Ella, enojada: "¡Ya es hora que lo admita! Haga algo al respecto".

Derivaciones adicionales a diferentes especialistas médicos siempre dieron los mismos resultados. Mi temor parecía ser el desencadenante de mis malestares, según todos. Finalmente, me hice derivar a un psiquiatra. Pero eso me hizo dudar un poco.

Psiquiatra: "Actualmente no veo qué podría desencadenar sus malestares. Qué tal si toma éstos (me muestra un paquete de neurolépticos)". Yo: "No creo que los necesite." Él: "¿Es que acaso no sufre lo suficiente?" Yo: "Estoy seguro de que es alguna otra cosas." (De acuerdo, seguramente la mayoría dice lo mismo...)

Además, mis malestares me llevaron a viejos amigos, a un sanador espiritual y a un naturópata. Ninguno de los dos encontró evidencia de un trastorno de ansiedad en sesiones meditativas e hipnóticas.

"Seguramente, algo anda mal aquí", me dije a mí mismo. "Debe haber algo más, que requiere ser aclarado la, o descubierto. "La pregunta para mí fue: "¿Qué más?" Es decir, en este caso, ¿qué más se puede considerar como causa para estos malestares, aparte de problemas psicológicos? Una y otra vez me planteé esta pregunta a mí mismo – como también a otros.

Finalmente, después de meses de búsqueda, encontré un concepto que parecía explicar las quejas en su totalidad y que incluso los profesionales no conocían, o que tal vez simplemente no querían revelar. Se trataba del equilibrio ácido-base. Nunca lo había oído... Al fin y al cabo, no se puede saberlo todo.

Según este concepto, la hiperacidez a lo largo de años, e imperceptible – la acidosis latente o la acidosis de tejidos (acidosis = hiperacidez en la jerga profesional) podían haber causado mis padecimientos, resultando en una hiperacidez (o acidosis) aguda. Luego busqué durante varios días y noches en libros, revistas especializadas, y en el Internet, para obtener más información al respecto. Concluí:

La ciencia del equilibrio ácido-base es parte del secreto profesional de muchos profesionales de la salud y la industria farmacéutica. O bien, ellos mismo no lo saben.

Y así resultó que la frase "bicarbonato de sodio" comenzó a llamar mi atención. La cantidad de aplicaciones que averigüé era difícil de creer. Sorprendido todo el tiempo, he reunido, en este libro, las diversas aplicaciones en el área de la salud. También me pareció intrigante que ninguna de las personas con las que hablé acerca del bicarbonato de sodio y la acidificación del cuerpo supieran del efecto, e incluso de la existencia, de este remedio, y de la hiperacidez. Por supuesto, el bicarbonato de sodio no es una panacea, pero no se puede negar su influencia positiva para un cuerpo "ácido" y un estilo de vida poco saludable.

Se sabe desde hace cien años que la hiperacidez de nuestro organismo causa problemas de salud que se manifiestan de diversas formas. ¡Un libro[1] que encontré data de 1933! Una razón importante de esta hiperacidez la encontramos en nuestro estilo de vida: comemos demasiado y al mismo tiempo tenemos alimentos desfavorables como dulces y espagueti en nuestros platos y café y alcohol en nuestras copas y vasos. Hay buena literatura acerca de la hiperacidez y también puede encontrar sitios Web muy buenos acerca de este tema en el Internet. Si está interesado, verá lo variadas e imaginativas que son las recomendaciones sobre dietas y sobre qué más se puede hacer. Si está escuchando esto por primera vez, en el apéndice menciono brevemente el problema de la hiperacidez y lo que se puede hacer al respecto. Del mismo modo, allí menciono las razones diversas y ocultas que pueden alterar sensiblemente el equilibrio ácido-base de nuestro cuerpo.

> **El contenido de este libro no pretende ser una recomendación para tomar o aplicar el bicarbonato de sodio,** y tampoco pretende dar la impresión de que todos los problemas se puedan resolver con el bicarbonato de sodio. Al contrario, la idea es que abra su mente. Debe permanecer crítico e investigar por soluciones. A veces hay formas de

---

[1] A friend in need, Facts worth knowing about ARM&HAMMER baking soda as a proved medicinal agent, 1933, https://fb.docs.com/PFAM

> salir de una situación que sólo se hacen evidentes después una búsqueda larga y tediosa.

Tenga en cuenta especialmente lo siguiente:

Hay muchos usos del bicarbonato de sodio para su salud. Una crítica importante para el uso del bicarbonato de sodio es que puede impedir la asimilación de vitaminas y minerales. El bicarbonato de sodio en sí es bajo en nutrientes. Por lo tanto, si fuera necesario, un consumo separado de varios micronutrientes también debería ser parte de su ritual diario. Si su médico ya le ha recetado medicamentos, hable con él, con el farmacéutico o con el naturópata, acerca del consumo de bicarbonato de sodio.

Durante el embarazo o la lactancia, no se debe consumir bicarbonato de sodio. Lo mismo se aplica a las personas con presión arterial elevada. Igualmente, el bicarbonato de sodio no es adecuada para niños hasta los cinco años de edad (otras fuentes también mencionan los 12 años de edad). Pero también en este caso, hay que ver el caso individual. No tema de informar a su médico acerca del efecto y las opciones de tratamiento si cree que podría ayudarle. Además, el bicarbonato de sodio no es adecuado para un uso continuo. Tan pronto como desaparezcan los síntomas agudos, se debe volver a hacer una pausa. Esto suele ser el caso después de aproximadamente dos o tres semanas.

Además, de acuerdo con mi investigación, el bicarbonato de sodio cambia el pH en el tracto digestivo y en los riñones. Esto podría interferir con la absorción de sustancias activas y la excreción de algunas sustancias. (Ácido acetilsalicílico, corticoesteroides minerales, diuréticos, alfa-simpaticomiméticos, anticolinérgicos, antidepresivos tricíclicos y tetracíclicos, barbitúricos, ciprofloxacina, captopril y quinidina, glucocorticoides, bloqueadores del receptor H2).

En cualquier caso, analice el consumo de bicarbonato de sodio con un médico o un profesional alternativo si es que tuviera problemas de salud y estuviera tomando medicamentos para ellos.

Como efectos secundarios poco comunes, se mencionan diarrea, flatulencia, dolor abdominal y náuseas. En este caso, es posible que la dosis haya sido demasiado elevada.

Otros puntos que vale la pena mencionar[2]:

- Nunca consuma bicarbonato de sodio más de seis veces en un período de 24 horas. Si tiene más de 60 años de edad, se consideran tres aplicaciones como el límite superior.

- No use bicarbonato de sodio por más de dos semanas (principalmente en el caso de dosis elevadas).

- El bicarbonato de sodio puede reducir sus niveles de vitaminas y minerales; se mencionan especialmente las vitaminas B y el cromo.

- No tome bicarbonato de sodio si necesita consumir poco sodio (por presión arterial elevada). Dicen que en el caso de un consumo a largo plazo, aumenta el nivel de sodio y disminuye el nivel de calcio.

- Las personas que tienen edema, enfermedad hepática y/o enfermedad renal no deben consumir bicarbonato de sodio.

- Sólo consuma el bicarbonato de sodio cuando se haya disuelto por completo en el agua.

- Solo consuma el bicarbonato de sodio con el estómago vacío; una hora antes de comer y tres horas después de comer.

---

[2] World Wide Web, diversas fuentes

- Dosis elevadas de bicarbonato de sodio pueden causar diarrea. Si esto es el caso, reduzca la dosis a la mitad o haga una breve pausa.

- Consulte con su médico, si es que experimenta hinchazón de los pies, debilidad, respiración lenta o náuseas.

El autor no asume ninguna responsabilidad por las aplicaciones del bicarbonato de sodio, descritas en este libro. En caso de duda, o si tiene alguna otra pregunta, infórmele a su médico, farmacéutico o naturópata acerca de su intención.

Índice

Nota 3

Prefacio 5

   Tenga en cuenta especialmente lo siguiente: 9

   Índice 12

¿Qué es el bicarbonato de sodio? 16

Qué puede hacer el bicarbonato de sodio 17

¿De dónde proviene el bicarbonato de sodio? 18

¿Quién necesita el bicarbonato de sodio? 19

¿Qué significa realmente "Estoy acidificado"? 20

   Acidosis latente 21

   Acidosis respiratoria 22

   Acidosis metabólica 22

Lo que se debe considerar 23

Reacción de Herxheimer: agravamiento inicial de los síntomas 24

Cómo mantener el control sobre la ingesta de bicarbonato de sodio 25

¿Cómo verifico si estoy sobre-acidificado? 26

Bicarbonato de sodio para malestares agudos y crónicos 28

   Infarto 28

   Derrame cerebral 28

   Pérdida repentina de la audición 29

   Migraña 29

   Cólico biliar 29

   La función renal 30

   Gota 30

   Burnout 30

   Radiaciones radioactivas y contaminación del suelo 31

   Gripe 33

   Fiebre de heno 33

Asma alérgica 34

Bronquitis 35

Ronquido 35

Sospecha de apnea del sueño 35

Soroche (mal de altura) 36

Síndrome premenstrual (PMS) / irregularidades en la menstruación 37

Celulitis 37

Psoriasis 37

Amigdalitis 38

Dolores musculares 38

Picadura de insecto 38

Quemaduras pequeñas 39

Quemadura del sol 39

Acidez estomacal 40

Eccema 40

Ataque de hongos en la piel 40

Hongos en el tracto digestivo, aftas, por ejemplo Candida albicans 40

Pie de atleta 40

Resaca 41

Cáncer, tumores 41

Síntomas por abstinencia de cigarrillos, alcohol y drogas 42

Distensión abdominal 43

Estreñimiento / diarrea 43

Varicela 43

Dolor de garganta, dificultades para tragar 43

Aftas 44

Espinillas 44

Resfrío, nariz congestionada 44

Infección de la vejiga 44

    Mal aliento y caries 45

    Desodorante natural 45

    Proteja su esmalte dental / pasta dental de bicarbonato de sodio / dientes blancos 45

Bicarbonato de sodio para el cuidado y mantenimiento de la salud 46

    Baño de cuerpo completo 46

    Baño de pies 46

    Enjuagarse la boca / hacer gárgaras 46

    Enjuague nasal 46

    Caballo de Troya 47

    Agregar bicarbonato de sodio al agua para beber 48

    Enema 48

    Risa de los niños 48

Contraindicaciones 49

El concepto del equilibrio ácido-base de nuestro cuerpo 50

    La acidificación de nuestro cuerpo 50

    La acidificación es un síntoma 50

    Causas de la hiperacidez 50

    Ecualizador ácido-base 52

Enfermedades o síntomas de la hiperacidez 54

Circunstancias especiales en mujeres / irregularidades II. 57

Carga de metales pesados debido a la acidificación 58

Temperatura corporal e hiperacidez 59

Lo que necesita para la desacidificación (desintoxicación) 60

    Bicarbonato de sodio 60

    Ejercicios de respiración 61

    Masajes 61

    Ejercicios de relajación 62

    Días de ayuno 62

TLM 62

Comida básica 62

Para finalizar 63

¿Qué es el bicarbonato de sodio?

En la época de la abuela, el bicarbonato de sodio era omnipresente. Casi todos los hogares tenían a la mano este polvo blanco. Esto se debió principalmente a la enorme variedad de aplicaciones y al precio insignificante. Se utilizó el bicarbonato de sodio para la limpieza y como desinfectante, como también para el cuidado personal, el control de olores y también para cocinar y hornear, por nombrar sólo unos cuantos ejemplos.

En la actualidad, el bicarbonato de sodio desafortunadamente quedó un poco en el olvido. De alguna manera, eso también es precisamente lo que pasa con las recetas de cocina insuperables de la abuela. No es de extrañar que se lo tenga que descubrir de nuevo. En el Internet se ve una gran cantidad de trucos domésticos. Sin embargo, las *posibilidades* médicas que tiene son especiales. Funciona sobre todo contra la hiperacidez de nuestro cuerpo y vuelve a elevar el entorno ácido a favor del entorno alcalino saludable, lo cual nos puede devolver la euforia juvenil, al menos en parte.

El bicarbonato de sodio también se conoce como polvo de hornear, pero se debe mencionar que el polvo de hornear regular también contiene otras sustancias. Por lo tanto, sólo se debe utilizar bicarbonato de sodio puro, llamado "polvo de hornear".

En Suiza, el bicarbonato de sodio se vende como un polvo que se puede comprar a bajo precio en farmacias y en supermercados mayores. En los países vecinos, también está disponible con los nombres de "Kaiser-Natron" o "Bullrichsalz", ya sea en polvo o en tabletas, con o sin aditivos minerales.

La industria alimentaria codifica el bicarbonato de sodio como un aditivo alimentario **E500**.

Qué puede hacer el bicarbonato de sodio

El bicarbonato de sodio tiene la capacidad de equilibrar el valor de pH de nuestro cuerpo. En otras palabras, tiene un efecto básico. Un exceso de ácido (generalmente después de décadas de exceso latente, en pequeñas cantidades, de ácido) puede causar una amplia gama de enfermedades, que incluyen osteoporosis, artritis, asma y tumores como el cáncer, que prosperan particularmente bien en entornos ácidos. La ingesta regular de bicarbonato de sodio cambia los niveles de pH a neutro, lo cual le permite, a nuestro cuerpo, elevar su nivel de salud a un nivel sin precedentes.

Para comprender el efecto del bicarbonato de sodio, uno debe primero darse cuenta de cuáles son las consecuencias de un exceso de ácido en el cuerpo. Un pH ácido constante conduce a un esfuerzo excesivo para el bazo, el hígado, el corazón y los riñones. Para amortiguar estos ácidos, el cuerpo quita los minerales necesarios de los huesos y los tejidos y los dirige a otro lugar donde se los necesita urgentemente en el cuerpo. En consecuencia, los minerales giran en un círculo, por así decirlo, porque no hay otros que actualmente estén disponibles. Se trata principalmente de calcio, magnesio, sodio y potasio. Esta "reorganización" de las propias sustancias del cuerpo puede conducir a enfermedades crónicas como osteoporosis, cálculos renales, pérdida de masa muscular y deterioro de la función muscular, como también enfermedades cardíacas, diabetes, cáncer, artritis y otras enfermedades.

¿De dónde proviene el bicarbonato de sodio?

El bicarbonato de sodio es una sal de origen natural que ocurre en la naturaleza. En los continentes americano y africano, existe en la naturaleza y se lo obtiene junto con otros productos. En Europa, se obtiene el bicarbonato de sodio de una manera diferente. Se lo fabrica en base a sal de mesa, intercambiando el cloruro que contiene por carbonato. Lamentablemente, mis conocimientos de química son insuficientes para una mejor explicación...

¿Quién necesita el bicarbonato de sodio?

Prácticamente cualquiera podría utilizar el bicarbonato de sodio, porque en general estamos acidificados, a menos que ya preste mucha atención a su estilo de vida. Este libro trata sobre los beneficios para la salud, del bicarbonato de sodio. Algunos pensarán que no lo necesitan porque consideran que están bien en forma. Eso es posible. Sin embargo, en muchas personas, y en particular en los países industrializados, la acidificación es un asunto que no se debe subestimar. En el apéndice de este libro, encontrará una lista de malestares (los médicos y las compañías de seguro médico también las llaman enfermedades), que en muchos casos se pueden atribuir a esta hiperacidez latente, es decir, invisible y progresiva.

¿Qué significa realmente "Estoy acidificado"?

El equilibrio ácido-base de nuestro cuerpo se presenta brevemente en el apéndice. Hay muchos libros sobre este tema. Al no ser yo un experto, no puedo informar en detalle sobre este tema. El área requiere conocimientos bastante intensivos. Además, hay pequeñas diferencias con respecto a qué es bueno y qué no lo es, pero eso son apenas detalles.

Se habla de ácidos en nuestro cuerpo cuando las sustancias son capaces de hacernos enfermar. Los estudios sugieren que aproximadamente 8 de cada 10 personas en nuestra sociedad se acidifican leve o gravemente, en otras palabras, que ya se han envenenado a sí mismas. Eso suena desagradable, pero es bastante preciso.

Una parte de nuestra carga ácida la adquirimos con nuestros hábitos alimenticios. Gran parte de lo que disfrutamos formas ácidos al degradarse en el tracto digestivo, el llamado residuo ácido. Además, hay medicamentos que muy a menudo tienen un efecto negativo sobre nuestro equilibro ácido-base. Claro, los medicamentos funcionan, pero tenga esto en cuenta. El estrés, la ira, el enojo, el dolor, el azúcar, el café, el humo del cigarrillo, las bebidas de cola y los gases de escape de los automóviles, junto con muchas otras cosas más, nos dejan "ácidos". Luego viene el hidrógeno. Cuando ingerimos ácidos (o más precisamente, alimentos que contienen ácido), metemos muchos iones de hidrógeno a nuestros cuerpos. Estos imponen una carga significativa sobre los órganos excretores (el intestino, el hígado, los riñones, los pulmones y también la piel). Muchas enfermedades, que conocemos por varios nombres, pueden ser el resultado. Dependiendo de la constitución de una persona y sus hábitos, las sustancias nocivas se excretan bien – o no tan bien. Puede encontrar una lista de tales enfermedades en el apéndice.

La hiperacidez también puede resultar en una deficiencia de minerales, o también en una falta de minerales formadores de bases en nuestro organismo.

Además, la fluidez (viscosidad) de la sangre o los glóbulos rojos cambia. Una acidificación continua puede hacer que las los diminutos glóbulos rojos se vuelvan lentos, hasta que ya no estén tan dispuestos de actuar de forma ágil. Estos eritrocitos elásticos, como se llaman a los glóbulos rojos en la jerga profesional, ya no pueden serpentear por los vasos sanguíneos (capilares), que son aún más pequeños. En círculos profesionales se habla de la rigidez por acidosis, de los eritrocitos.

Si usted tiene aproximadamente la misma edad que yo, imagínese a la familia holandesa metamorfa de Barbapapa, que puede cambiar su forma a su antojo y deslizarse libremente por los agujeros más pequeños.

Como ejemplo de esta rigidez menciono aquí la pérdida de audición: en el oído interno estos capilares son extremadamente finos. Donde los glóbulos rojos normalmente ya tenían dificultades de pasar, ahora esta tarea se convierte en un obstáculo aún mayor, hasta que ya no funciona del todo. Esta es la causa física de la pérdida de audición. Los afectados tienen una acidificación aguda, y el ir de emergencia al médico resulta inevitable.

La medicina distingue dos tipos de hiperacidez. Hablan de acidosis respiratoria o metabólica, en la cual la acidosis respiratoria y metabólica ocurre de forma aguda y cambia el valor pH de la sangre de una forma medible. La acidosis latente aún no es conocida por todos los médicos, ya que no es detectable en la sangre. No puede ser determinada objetivamente con métodos científicos. Esto significa que no se puede hacer un diagnóstico. Y es que los diagnósticos posibles están claramente clasificados.

Acidosis latente

Dicho de otra manera, la acidosis latente se refiere a la acidosis de los tejidos. Los ácidos o toxinas son trasladados furtivamente a los tejidos conectivos y almacenados allí hasta que puedan excretarse. Esto sucede, por ejemplo, durante un ayuno u otras dietas, o también durante una gripe o fiebre, o cuando sudamos. Esta forma de hiperacidez nos afecta prácticamente a todos. En el caso de problemas en la eliminación de estos ácidos, pueden ocurrir trastornos de salud de leves hasta graves, que luego no se pueden atribuir a ninguna causa obvia. Como se mencionó en el caso de la pérdida auditiva aguda, esta acidosis de los tejidos puede ocurrir localmente. Se dice que el lumbago, el dolor de espalda o una articulación inflamada son representativos de muchas otras manifestaciones.

La medicina aún no parece haber escrito este mecanismo en todos sus libros de estudio. También surgió la pregunta para mí, como no experto, acerca de si esta acidosis latente no podría conducir a una de las dos acidosis ahora conocidas y médicamente reconocidas.

Acidosis respiratoria

La acidosis respiratoria se debe a hábitos respiratorios deficientes o a deficiencias de la función pulmonar (por asma, medicamentos, etc.). Cualquiera que no respire regularmente hacia el abdomen por alguna razón, es decir, que respire superficialmente o demasiado rápido, tarde o temprano tendrá problemas con su bienestar. A través de la respiración de pecho persistente, puede surgir esta forma de acidosis. Además, la apnea del sueño también es la causa de esta forma de acidosis aguda y medible.

Acidosis metabólica

Esta acidez aguda causada por el metabolismo se manifiesta por el hecho de que el riñón no cumple con la descomposición del ácido, ya que tiene problemas de funcionamiento o porque se deben descomponer demasiados productos ácidos a la vez. También afecta a personas que constantemente hazañas de fuerza o resistencia extremas. En la sangre, la acidosis metabólica y respiratoria se puede detectar como un pH reducido. Esta forma es tratada por la medicina usando el bicarbonato de sodio.

Lo que se debe considerar

En los siguientes capítulos, le presentaré algunos usos del bicarbonato de sodio para su salud y bienestar. Mi investigación reveló una gran cantidad de áreas de aplicación. El bicarbonato de sodio puede usarse como tratamiento agudo, o también como medicina preventiva. ¡Déjese sorprender por las diversas posibilidades de este polvo!

> **Sin embargo:**
>
> **¡El bicarbonato de sodio no reemplaza un estilo de vida saludable y, sobre todo, no reemplaza una dieta equilibrada, y mayormente básica!**

Se recomienda el uso del bicarbonato de sodio principalmente como un remedio a corto plazo, ya sea para malestares agudos o para un tratamiento. No se sugiere el uso permanente debido a la falta de minerales. Sin embargo, también encontré consejos de uso, según los cuales supuestamente estaría bien tomar bicarbonato de sodio a diario y/o usarlo externamente. Pero, una vez más, es mejor tener un estilo de vida saludable, que continuamente "bicarbonizar" el cuerpo para que tenga la impresión de una salud que en realidad no tiene.

Bien puede valer la pena experimentar con el bicarbonato de sodio. Como inicio de una desacidificación y como un tratamiento dos o tres veces al año, según opino, el bicarbonato de sodio puede fácilmente demostrar su utilidad.

Reacción de Herxheimer: agravamiento inicial de los síntomas

Si las bacterias, los hongos o los parásitos en el cuerpo mueren por el uso de medios adecuados, las toxinas a las que ya hemos estado expuestos pueden causar diversos malestares. Cuando esto sucede, con frecuencia no sólo estos organismos son atacados y excretados, sino que también se acumulan metales pesados (que aparecen especialmente en los hongos). La reacción puede ser claramente perceptible y ejercer más molestias a los afectados que los síntomas de enfermedad ya existentes. Esto se llama el agravamiento inicial. Como el término lo sugiere, es un deterioro temporal del estado de salud. En el caso de una carga de metales pesados, por ejemplo, estas acumulaciones ahora se disuelven junto con los hongos y migran, a través del intestino, en dirección a la salida. En algunas circunstancias, si no hay diarrea, parte de estos metales pesados aún se transfieren al torrente sanguíneo. Además, el hígado, el tracto urinario y el intestino grueso están excesivamente estresados. Como resultado, el cuerpo busca otros órganos que pueden ayudar con la desintoxicación. Estos son pulmones, la piel y los senos nasales. ¡Ajá! En caso que ahora piensa que está resfriado continuamente...)

Hay varios signos de un agravamiento inicial, como ser dolor de cabeza, diarrea, fiebre, picazón, dolor en las articulaciones, náuseas, sudores nocturnos y muchos más.

Cómo mantener el control sobre la ingesta de bicarbonato de sodio

A través de su orina puede vigilar muy bien una parte del equilibrio ácido-base de su cuerpo. Además, existe el llamado papel indicador, también llamado tiras de prueba de pH. Estos trozos de papel cambian su color dependiendo del estado ácido-base (iones de hidrógeno precipitados). Se los puede comprar en farmacias o droguerías. Un valor de pH medido en la orina de 6,8 o menos se considera ácido, en cuyo caso está indicada el consumo de agentes de base, como el bicarbonato de sodio mencionado en este libro. **Una vez al día, un valor de 7,5 – 8,0 es deseable**[3]. Al comenzar las mediciones, es ideal determinar el valor cada vez que vaya al baño, para que vea cómo varían los valores durante el día.

Es útil crear una tabla. Cuanto más ácido sea el valor, más elevada deberá ser la dosis diaria. Idealmente, por supuesto, no necesitaría bicarbonato de sodio. Sin embargo, también se debe recordar que el tipo y la cantidad de alimentos y líquidos, el estrés y los suplementos dietéticos influyen directamente en el valor pH.

El medir su saliva sería otra opción. Sin embargo, en la saliva hay un clima diferente; un valor pH diferente. En este libro, me limito al valor en la orina. Sin embargo, éste no es completamente significativo. Básicamente, solo nos indica cuánto hidrógeno se está eliminando. Un valor pH bajo significa que es ácido. Es a esto a lo que se refiere la llamada desacidificación extracelular, es decir, fuera de las células. En esta teoría explicativa, se menciona la carga de ácido intracelular: el ácido dentro de las células del cuerpo. Se debería poder lograr esto con potasio y magnesio[4].

---

[3] Jungbrunnen Entsäuerung: Wohlbefinden rundum durch ein harmonisches Säure-Basen-Verhältnis,
Kurt Tepperwein, 2001
[4] Dr. Jacobs Weg des genussvollen Verzichts, Dr. med. Ludwig Manfred Jacob, 2013

¿Cómo verifico si estoy sobre-acidificado?

Hay una prueba que le permitirá determinar fácilmente si usted está acidificado. Agregue una cucharadita de bicarbonato de sodio a un vaso de (200 ml) de agua y bébalo inmediatamente. Tarda un tiempo acostumbrarse al sabor. Enjuague con un vaso de agua pura; esto devolverá las características faciales a la normalidad. Si su pH medido en la orina no aumenta a un valor de 7,5 o mayor dentro de una hora, los naturópatas consideran que usted está sobre-acidificado, y la necesidad de un tratamiento parece inevitable. La corrección demora algún tiempo, así que considere lo siguiente:

¡Lo que le ha hecho a su cuerpo durante décadas, no puede desaparecer dentro de unas pocas semanas o meses!

Bicarbonato de sodio para malestares agudos y crónicos

Infarto

El infarto es el resultado de la hiperacidez[5]. El infarto se ve favorecido por el estrés; el estrés es algo diferente para cada uno de nosotros. De hecho, sin embargo, en la gran mayoría de los incidentes la causa principal de un infarto supuestamente estaría en los hábitos alimentarios desfavorables, lo cual lleva a la hiperacidez mencionada. En el caso de la hiperacidez, los glóbulos rojos pierden su elasticidad (viscosidad), como ya se mencionó, y finalmente ya no pueden pasar a través de los vasos sanguíneos. Resulta una congestión.

Como medida inmediata, tiene sentido la ingesta de un agente de acción rápida, el bicarbonato de sodio. Esta es la recomendación:

Ingesta rápida de 1 cucharadita de bicarbonato de sodio, disuelto en medio vaso de agua. Si la persona ya no puede beber, gotee la solución en las comisuras de la boca.

Derrame cerebral

Al igual que un ataque cardíaco, se dice que un derrame cerebral también es el resultado de un caudal de ácido inmediato que el cuerpo ya no logra procesar[6]. Los glóbulos rojos, que comienzan a solidificarse debido a la hiperacidez crónica, ya no penetran en las paredes de los vasos sanguíneos, y hay un reflujo.

La medida inmediata es la misma que la que describimos para el caso del ataque cardíaco: una cucharadita de bicarbonato de sodio, disuelta en

---

[5] Jungbrunnen Entsäuerung: Wohlbefinden rundum durch ein harmonisches Säure-Basen-Verhältnis,
Kurt Tepperwein, 2001

[6] Jungbrunnen Entsäuerung: Wohlbefinden rundum durch ein harmonisches Säure-Basen-Verhältnis,
Kurt Tepperwein, 2001

medio vaso de agua, beba si es posible, de lo contrario adminístrelo a las esquinas de la boca en forma de cuchara.

Pérdida repentina de la audición

Una pérdida repentina de la audición puede resultar por causa de estrés, ruido o infección. Dicen que el responsable para este malestar sería de una hiperacidez local en el oído interno. Si tiene problemas agudos, acuda al médico de inmediato. Antes, sin embargo, podría beber una solución de bicarbonato de sodio, una cucharadita en un vaso de agua, como también remojar en él un también así como una bolita de algodón, y colocarlo en el oído afectado[7].

En mi búsqueda acerca de la pérdida auditiva aguda, leí que un silbido agudo, que generalmente aparece en ambos oídos a la vez, puede manifestarse por la exposición a metales pesados. En este caso se debe considerar el mercurio en los empastes de amalgama en los dientes, así como en el plomo y el cadmio del escape de los coches. Los metales pesados pueden tratarse mediante la ingesta de algas, por ejemplo algas AFA o la Chlorella pyreneidosa.

Migraña

Al primer signo de migraña, se puede mezclar una cucharadita de bicarbonato de sodio en una taza de agua tibia. Beba esto inmediatamente y luego beba un vaso de agua.

Cólico biliar

En el cólico biliar, que puede estar asociado con el vómito, se puede aliviar al disolver una cucharadita de bicarbonato de sodio en 400 ml de agua tibia (la temperatura nunca debe pasar los 60° C) y beber agua en sorbos pequeños.

He leído que supuestamente, en muchos casos una deficiencia grave de vitamina C es responsable de la formación de cálculos biliares. Se

---

[7] Jungbrunnen Entsäuerung: Wohlbefinden rundum durch ein harmonisches Säure-Basen-Verhältnis,
Kurt Tepperwein, 2001

recomienda la ingesta diaria de vitamina C. Idealmente, si es necesario, tome una preparación que no daña el estómago. ¡Es mejor, por supuesto, bloquearle el camino a los ácidos!

La función renal

Según un artículo, una <u>universidad</u> descubrió que la ingestión de bicarbonato de sodio logró fortalecer o apoyar la función renal[8]. En consecuencia, los pacientes de diálisis tienen que ir con menor frecuencia al tratamiento hospitalario. El artículo es de 2009. Según ese artículo, una dosis diaria de bicarbonato de sodio mejoraría la función renal. Acerca del mismo estudio, incluyo otro <u>informe</u>[9].

Gota

Los brotes y el dolor de la gota se pueden aliviar si mezcla 1/4 de litro de agua con 1/2 cucharadita de bicarbonato de sodio y lo inmediatamente. Repita hasta cuatro veces al día, dependiendo de la gravedad de la condición. De vez en cuando tome un baño extenso de bicarbonato de sodio.

Si los riñones están saturados por la excreción de ácido úrico, al igual como en el caso de otras dolencias, esto puede provocar gota. Dicen que la gota es un mecanismo de protección y advertencia del cuerpo. El exceso persistente de ácido crea estructuras cristalinas (cristales de ácido úrico) que causan inflamación cerca de las articulaciones y son muy dolorosas.

Burnout

El burnout es un síntoma clásico, de la vida moderna, por exceso de ácido. La ciencia no da un diagnóstico claro cuando dice: ¡Usted está desgastado! Está claro que esto sea así, pues casi sin malestares que apuntan a un descarrilamiento del equilibrio ácido-base, los médicos, los gigantes farmacéuticos o las compañías de seguro médico (a veces

---

[8] http://www.qmul.ac.uk/media/news/items/smd/17693.html
[9] http://www.dailymail.co.uk/health/article-1200287/Daily-dose-baking-soda-stop-kidney-patients-needing-dialysis.html

llamado irónicamente seguro de salud) señalan a este mecanismo de acción. Dado que, como en el caso de otras dolencias, el exceso de ácido señala a malestares agudos no específicos e incluso agudos, estos síntomas ahora se reconocen como una sola enfermedad. El burnout no es más que el resultado de una hiperacidez que generalmente ocurre a lo largo de años, que se presenta en una sintomatología (aparentemente) aguda. Sin embargo, incluso los eventos puntuales en la vida de una persona pueden causar el burnout.

A la primera señal de burnout (y hay bastantes de estas señales), tome inmediatamente una cucharadita de bicarbonato de sodio y agite en un vaso grande de agua tibia.

Esta solución está destinada sólo para el alivio inmediato del malestar. Usted debe trabajar en contra de la acidificación de tu cuerpo.

Radiaciones radioactivas y contaminación del suelo

En el caso de una contaminación radioactiva o de un aumento de la radiación, el bicarbonato de sodio debería ser un medio eficaz de protección contra la contaminación peligrosa. Los riñones son generalmente los primeros órganos en sentir el daño después de la intoxicación de radiación por uranio. El bicarbonato de sodio tiene la capacidad de absorber el uranio y de ayudar al riñón en su trabajo de eliminación. De modo que, si vive cerca de una planta de energía nuclear, asegúrese de tener una reserva de bicarbonato de sodio. Como una medida adicional, los baños de magnesio también son útiles[10].

En el caso de una exposición fuerte a la radiación radioactiva, se deben tomar baños de cuerpo completo con bicarbonato de sodio. Para ello se vierten 400-500 g de bicarbonato de sodio en la bañera. Cuatro a cinco baños a la semana, y realmente sólo debe hacer esto en el caso de un incremento en la radiación. Bajo circunstancias normales, estos baños representan una dosis excesiva.

---

[10] http://www.radiation-antidote.com/anti-radiation-baths.html

El tema de la radioactividad es un tema delicado y sospecho que también en este caso, las oficinas públicas manejan la verdad de una forma descuidada. Piense tan solo en las súper-catástrofes de Fukushima o de Chernobil. De seguro, la radioactividad fue transportada por el viento y el clima a lo largo de cientos o incluso miles de kilómetros. Quizás aún más. ¿Cómo podemos medir eso como no-expertos? No todos tienen un dosímetro en casa.

Algo que emite radiación de una forma aún más sutil son las tierras agrícolas que contienen uranio. ¿Lo hubiera pensado? ¡En la agricultura, se fertiliza con fósforo, que incluye uranio! Afortunadamente, todavía queda mucho camino por recorrer antes de que las zanahorias comiencen a brillar, pero me temo que se requiere mucho menos para que notemos los efectos en nuestros cuerpos. Los agricultores suizos han estado colocando fertilizantes de fosfato en sus campos, ya desde hace décadas. Dicen que cada año utilizan 2-5 toneladas. El estiércol se filtra en las aguas subterráneas y finalmente llega a los lagos y al agua de nuestro grifo. Especialmente en el lago Thun de Suiza, ya se preguntan desde hace años por qué los peces corégonos presentan atrofia y mutaciones. Ésta es una posible razón.

El fertilizante de fosfato proviene de África del Norte y de Rusia. Las mediciones en Suiza mostraron que este material excedía diez veces el valor normal. El informe está disponible en el sitio Web de la Oficina Federal de Agricultura: <u>Human and environmental impact of uranium derived from mineral phosphate fertilizers.</u>[11]

Por cierto, el ejército suizo está "bien equipado" contra un ataque atómico: cada soldado recibe una ración de emergencia, que consiste de chocolate (claro está) y de galletas. Y estas galletas son especiales. Resulta que son galletas de bicarbonato de sodio... Un ex jefe del departamento militar incluso opinó: "¡Tenemos el ejército más fuerte del mundo!" No es de extrañarse, cuando conocen semejantes secretos.

---

[11] https://www.admin.ch/gov/de/start/dokumentation/studien.survey-id-623.html

Gripe

El bicarbonato ayuda bastante rápidamente con la gripe. Si siente dolores en el cuerpo, vale la pena usar este polvo blanco. Pero también para la prevención de la gripe, se puede tomar el polvo blanco milagroso.

Si lo desea, intente lo siguiente cuando tenga gripe:

> **Día 1:** A lo largo del día, tome seis medias cucharaditas de bicarbonato de sodio disueltas en un vaso de agua a intervalos de 2 horas. (Es decir, media cucharadita cada dos horas).
>
> **Día 2:** ¡Repita lo mismo!
>
> **Día 3:** Reduzca la dosis: media cucharadita por la mañana y media cucharadita por la tarde.

A partir del cuarto día – si es que la gripe aún no hubiera cesado – sólo tome media cucharadita de bicarbonato de sodio en la mañana, hasta que desaparezcan los malestares.

Nota acerca de la gripe[12] [13]

Desde comienzos del siglo 20, hay evidencia de que la gripe sólo puede surgir cuando hay un cierto grado de hiperacidez. Eso podría explicar por qué hay personas que nunca contraen la gripe. También se menciona en este estudio que las personas que tomaron bicarbonato de sodio regularmente no mostraban síntomas de gripe incluso cuando la gripe estaba causando estragos a su alrededor. Da la impresión de que el virus de la gripe no tiene ninguna posibilidad en personas con un equilibrio ácido-base intacto.

Fiebre de heno

Tan pronto como note los primeros síntomas de la fiebre del heno, en la mañana con el estómago vacío, tome una cucharadita de bicarbonato de

---

[12] Arm & Hammer – Baking Soda Medical Uses, Dr. Volney S. Cheney, 1924
[13] http://www.bibliotecapleyades.net/archivos_pdf/commoncold_volney.pdf

sodio en un vaso de agua tibia y luego beba otro vaso de agua[14]. Esto debe hacerse todos los días hasta que la temporada de alergia haya terminado. No lo omita ni un solo día, pues si lo hace, los malestares volverán inmediatamente. También tenga en cuenta que no debe hacer esto por más de dos o tres semanas. Sin embargo, conozco personas que toman bicarbonato de sodio por un tiempo mayor.

Consejo:

Tome una mezcla de polvos base todos los días. Actualmente ya hay diversos productos disponibles, para comprar. La mezcla base se puede ingerir de forma permanente, todos los días. Esto ayudará a que se mantenga en el área saludable, y usted recibirá los minerales más esenciales. Si hace esto, al siguiente año no debería tener ningún malestar relacionado con la fiebre del heno.

Asma alérgica

En el caso de asma alérgica[15] se aplica lo mismo que para la fiebre del heno, ya que esta forma de asma es el resultado de décadas de malestares por fiebre del heno. En la jerga profesional, en este caso se habla de un cambio de nivel. Sin embargo, una curación completa puede demorar varios años. Como regla general (para la desacidificación completa):

Su cuerpo necesita 10% de sus años de vida, hasta sanarse, <u>suponiendo un estilo de vida saludable</u>.

Se dice que el asma alérgica se basa en el aumento de la producción de histamina debido a un organismo crónicamente acidificado. En este caso, habrá un calambre de los bronquios. En el asma no alérgica, dicen que el ataque es causado por la misma acidificación.

---

[14] Durch Entsäuerung zu seelischer und körperlicher Gesundheit, Dr. med. dent. Beck/Ingeborg Oetinger, 2014, 22.Auflage

[15] Jungbrunnen Entsäuerung: Wohlbefinden rundum durch ein harmonisches Säure-Basen-Verhältnis,
Kurt Tepperwein, 2001

Nota del no experto que escribe: Tal vez para una u otra persona, se debería igualmente considerar la sospecha de intolerancia a la histamina. La intolerancia a la histamina es muy controvertida – y no sin razones.

Bronquitis

También puede inhalar el bicarbonato de sodio[16]. Si padece bronquitis, nebulice una solución de bicarbonato de sodio. Dicen que el bicarbonato de sodio inhalado tiene efecto expectorante y que causa alivio. Para este fin, existe el llamado "inhalador alternativo". Busque el término en Internet y encontrará los proveedores de esta excelente herramienta. A lo mejor también tenga experiencia con otros inhaladores o nebulizadores.

Aquí está la receta para la solución: 2 cucharaditas de bicarbonato de sodio, disuelto en media taza de agua. Para el inhalador alternativo; ponga unas gotas en el inhalador e inhale.

Ronquido

Beber rápidamente una cucharadita de bicarbonato de sodio disuelta en 200 ml de agua. Inmediatamente después, "enjuagar" con un vaso de agua. Esto puede ayudar a reducir el ronquido si es que es causado por la reducción del ácido. Haga estas aplicaciones aproximadamente dos horas después de la cena, o antes de acostarse. En base a mis propias pruebas, me parece mejor la primera sugerencia. Pero, como dicen, intentar es mejor que estudiar.

Nota: Mida el pH de su orina al levantarse. Si es mayor que 7,5, tome menos bicarbonato de sodio por la noche. Esta aplicación, igualmente, se recomienda como un tratamiento, no como una solución permanente.

Sospecha de apnea del sueño

En el caso de la apnea del sueño, las opiniones de los estudiosos varían. Parece claro que aún no se ha encontrado la causa específica. Sin embargo, la conexión con la acidosis respiratoria parece estar ser clara. El

---

[16] http://healyourselfathome.com/HOW/THERAPIES/SODIUM_BICARBONATE/sodium_bicarbonate_nebulizing.aspx

autor cree que la acidosis latente fácilmente puede llevar a la apnea del sueño. También en este caso, el bicarbonato de sodio podría traer alivio en una primera fase. En base a mi propia experiencia, yo diría que los ejercicios de respiración diarios (especialmente la respiración abdominal), así como los ejercicios para fortalecer los músculos de la mandíbula, el cuello y la lengua, pueden lograr muy buenos resultados. Hay videos geniales en YouTube[17] [18] acerca de este tema.

Se considera seguro que los siguientes son factores de riesgo[19]:

- Sobrepeso, circunferencia de cuello grande
- Puntos estrechos en la nasofaringe (por ejemplo, debido a las amígdalas agrandadas)
- El beber mucho alcohol, sobre todo por la noche.
- El fumar regularmente
- Somníferos o tranquilizantes
- El tener parientes con síndrome de apnea del sueño
- El ser de sexo masculino

Después de una un análisis más detallado, uno podría imaginarse que la acidificación ya comenzó a trabajar hace tiempo en el trasfondo. ¡Es necesaria una desintoxicación/desacidificación, y una eliminación de metales pesados!

Soroche (mal de altura)

Si padece el mal de altura agudo, beba agua con bicarbonato de sodio. Esto ayudará a aliviar sus malestares. Use 1/8 de cucharadita por cada litro de agua. Beba un vaso cuando aparezcan los primeros síntomas.

---

[17] https://www.youtube.com/watch?v=g42ooYpPF7Q
[18] https://www.youtube.com/watch?v=zIJysIYGbLc
[19] http://www.lungenliga.ch/de/krankheiten-ihre-folgen/schlafapnoe/ursachen.html

Síndrome premenstrual (PMS) / irregularidades en la menstruación

Según el autor, los malestares mensuales de la mujer, que pueden ser insoportables no sólo para ella, pueden aliviarse con la ingesta de bicarbonato de sodio.

Entonces, si no es tolerable: intente utilizar una cucharadita de bicarbonato de sodio en 500 ml de agua tibia para ayudar a su cuerpo a eliminar la acidez (sangrado menstrual). Tras el primer signo, este debería ser el procedimiento habitual. Sin embargo, debe tenerse en cuenta que se deben eliminar los acidificantes de la dieta. Esto le da una buena oportunidad de vencer el molesto PMS.

Puede encontrar más información sobre el mecanismo de la menstruación en el apéndice.

Celulitis

Los conocedores ya lo saben desde hace un buen tiempo: a menudo, la celulitis es el resultado de hábitos alimentarios desfavorables. En cualquier caso, es bastante seguro que las hendiduras en la piel, sobre todo en la piel femenina, se deben al ácido. Resulta que la piel es un órgano excretor importante para las sustancias que el cuerpo no quiere mantener. Estas sustancias luego se acumulan debajo de la piel y esperan hasta que se los libere, por ejemplo a través del sudor.

Si la celulitis es una molestia para usted, deje que actúe el bicarbonato de sodio.

¡Los baños regulares de bicarbonato de sodio (aproximadamente dos veces por semana) pueden hacer maravillas! Ponga 100 g de bicarbonato de sodio en la bañera, y pronto se verá más joven, y probablemente también se sentirá así. Por supuesto, esto se aplica a todos los sexos.

Psoriasis

El bicarbonato de sodio también ayuda a combatir la psoriasis, según un estudio británico[20]. Las irritaciones y la picazón de la piel se aliviaron a través de baños regulares de cuerpo completo. Además, debería tomar media taza de bicarbonato de sodio, en agua tibia para el baño, de aproximadamente 37 °C.

Amigdalitis

El bicarbonato de sodio también ayuda como remedio casero para la amigdalitis. A las bacterias y los hongos no les gusta en absoluto el bicarbonato de sodio. Los ácidos en la garganta y la faringe se neutralizan, lo cual puede conducir a un alivio de la amigdalitis.

Disuelva una cucharadita de bicarbonato de sodio en un vaso de agua tibia y haga gárgaras durante aproximadamente 30 segundos, luego escupa. Repita esto unas cuantas veces. Haga gárgaras varias veces al día.

Dolores musculares

Inmediatamente después de un esfuerzo físico, es útil disolver una cucharadita de bicarbonato de sodio en un vaso de agua y beber rápidamente. Esto eliminaría el dolor muscular, que al fin y al cabo también es el resultado de la acidificación de los músculos.

Alternativamente, un baño de bicarbonato de sodio es una forma aceptable de contrarrestar los dolores musculares. Quédese en la bañera el mayor tiempo posible. Sin embargo, debería ser al menos una hora.

Picadura de insecto

Las picaduras dolorosas de abejas pueden aliviar rápidamente si se mezcla, con agua fría, una pasta de bicarbonato de sodio espesa, y la unta directamente sobre la picadura.

¿Por qué un mosquito pica más a unos, menos o nada a otros? Esto se debe en gran parte a la transpiración humana. El mosquito, al igual que otras especies de insectos, se siente atraído por el olor de los humanos. En primer lugar, tenemos las emisiones de CO_2 a través de la respiración. Una vez que el mosquito haya volado hacia esta sustancia, la fragancia de

---

[20] http://www.ncbi.nlm.nih.gov/pubmed/15897164

nuestro cuerpo se apodera de ella, huele a exceso de acidificación (acetona, ácido láctico o ácido butírico), y se acerca rápidamente para atacar. De ahora en adelante, ya no se pregunte acerca de las personas sufridas que están cubiertas de picaduras. ¡Ahora ya conoce un factor importante: la hiperacidez! Las garrapatas, igualmente, podrían sentir apetito cuando perciben estos olores. Otra observación del autor se refiere a los piojos. Dado que no todos nuestros hijos fueron afectados por estos inquilinos indeseados, sino sólo uno de cada cuatro, yo creo que los aromas de transpiración, mencionados arriba, podrían causar un éxtasis en los piojos. Curiosamente, es el mismo niño que también está cubierto de picaduras de mosquitos.

Quemaduras pequeñas

Las quemaduras menores, como las que obtengo de vez en cuando en el horno, también pueden ser tratadas con una pasta espesa de bicarbonato de sodio. Úntela en al lugar correspondiente, y deje que se seque. Así evitará las ampollas. Eche dos cucharaditas de bicarbonato de sodio en un vaso de agua, revuelva y luego colóquelo en el lugar quemado.

Como alternativa, mezcle una cucharadita de bicarbonato de sodio con una cucharadita de grasa vegetal, extienda sobre el área quemada y déjelo actuar durante aproximadamente 10 minutos. El dolor desaparecerá y no habrá ampollas.

Quemadura del sol

Si ha estado demasiado tiempo expuesto al sol, puede hacer lo siguiente: sumergir una camiseta en una solución de bicarbonato y ponérsela. Esto aliviará su dolor.

Otro método, un poco más cómodo: mezcle 4 cucharaditas de bicarbonato de sodio con una taza de agua y úselo para cubrir los lugares apropiados.

Acidez estomacal

Mezcle una cucharadita de bicarbonato de sodio en un vaso de agua tibia y beba todo de una vez. Como alternativa, también puede beber el agua con bicarbonato de sodio en sorbos pequeños.

Eccema

En caso de eccema, un baño de bicarbonato de sodio puede ayudar. Para esto, necesita 100 g de bicarbonato de sodio, que debe mezclar con el agua del baño. No se requieren aditivos adicionales.

Ataque de hongos en la piel

Se recomienda un baño de bicarbonato de sodio, dos veces por semana. Báñese por algo más de una hora. Luego descanse en la cama. Un efecto adicional de un baño de cuerpo completo es que su piel se verá juvenil y fresca, en el caso de un uso regular. ¿Quién no quisiera eso?

Hongos en el tracto digestivo, aftas, por ejemplo Candida albicans

Si alguna vez estuviera infectado con Candida albicans u hongos similares, dosis elevadas de bicarbonato de sodio pueden ser un remedio útil. Yo mismo lo he intentado exitosamente con el método del "caballo de Troya". Estos hongos, sin embargo, son insidiosos y pueden crecer de nuevo si no se tiene muchísimo cuidado. La dieta tiene un papel central en todo esto.

Para el caballo de Troya necesita una cucharadita de bicarbonato de sodio, que mezcla con 3 cucharaditas de jarabe de arce. De esta mezcla, tome como máximo tres cucharaditas, distribuidas a lo largo del día. Aplique por un máximo de dos semanas. En la segunda semana, solo debe ingerir una cucharadita de esta mezcla por día.

Pie de atleta

El bicarbonato de sodio es efectivo contra una variedad de hongos. De forma preventiva, puede rociar sus zapatos con polvo de bicarbonato de sodio. Una pizca en los calcetines tampoco le hará mal.

Si el hongo del pie ya le causa comezón entre los dedos de los pies, prepare una pasta de bicarbonato de sodio: 1 cucharadita entera de bicarbonato de sodio y media cucharadita de agua. Frote la pasta entre los dedos de los pies, déjela secar y vuelva enjuague sus pies después de 15 minutos. No se olvide secar bien el pie antes de volver a ponerse los zapatos.

Otra variante:

Espolvoree polvo de bicarbonato de sodio en sus pies con polvo de bicarbonato de sodio, frote o masajee suavemente la piel y deje que actúe durante aproximadamente 15 minutos. Luego lávese bien los pies. Haga esto dos veces al día.

Resaca

Si una vez más no pudo dejar de beber... También en este caso, el bicarbonato de sodio le puede ayudar a recuperarse: Una cucharadita de bicarbonato de sodio en un vaso de agua y agregar un chorrito de jugo de limón. ¡Bébalo rápidamente! (Al fin y al cabo, ya sabe cómo hacerlo...)

Cáncer, tumores

En un artículo del National Center for Biotechnology Information[21], afirman que lograron prevenir o bien reducir la formación de metástasis. También se encuentran informes en el Internet, según los cuales incluso se logró hacer desaparecer algunos cánceres, usando bicarbonato de sodio. Seguramente esto no fue comprobado científicamente, sin embargo, podría haber algo de cierto en esto.

Hay un oncólogo italiano[22], que expresa la sospecha de que la Candida Albicans favorece el crecimiento de tumores. El hongo, por así decirlo, es un precursor del cáncer. El médico aún va más allá: según él, el tumor incluso podría ser el mismo hongo original.

---

[21] http://www.ncbi.nlm.nih.gov/pubmed/19276390
[22] http://www.canceractive.com/cancer-active-page-link.aspx?n=2719

De acuerdo con otro artículo[23], se puede ver que hay una clínica que también incluye bicarbonato de sodio para el tratamiento: "En la clínica, usamos bicarbonato de sodio puro mezclado en 2 tazas de agua, junto con un edulcorante bajo en calorías (puesto que sabe muy salado). Esta mezcla se toma a lo largo de una a dos horas, y se repite un total de tres veces al día."

¡Puesto que dicen que el cáncer siempre surge en un entorno ácido, se considera la ingesta de bicarbonato de sodio como una medida preventiva!

Además, a propósito del tema de valores de pH, crecimiento de tumores y opciones de tratamiento con bicarbonato de sodio, aquí encontrará un informe[24] interesante. También se menciona que la capacidad para combatir un tumor puede consistir en lograr que el pH medido en la orina permanezca por encima del valor de 8 durante algún tiempo. Se debe mantenerlo constantemente en este nivel, a lo largo de cinco días[25].

Síntomas por abstinencia de cigarrillos, alcohol y drogas

Debido a la variedad de opciones que encontré durante mi investigación, es bastante concebible para mí que un tratamiento con una dosis elevada de bicarbonato de sodio puede hacer mucho más llevadera la abstinencia de estas sustancias, sin tener que recurrir a sustitutos.

Un intento de lograr que fumadores abandonen su hábito, que se llevó a cabo en 1979, demostró resultados bastante claros. Después de tres semanas, casi todos los fumadores, que fueron tratados con bicarbonato de sodio, renunciaron al vicio, mientras que en los otros dos grupos de comparación aún fumaban intensamente. En este estudio, los expertos expresaron la sospecha de que una alta carga de ácido en el cuerpo podría estar relacionada con un mayor deseo de fumar. Sin embargo, el éxito de este estudio también se basa en gran medida en el hecho de que todos

---

[23] http://www.drwhitaker.com/7-baking-soda-health-benefits/
[24] http://www.health-science-spirit.com/de.krebstherapie.htm
[25] http://www.blissful-wisdom.com/ph-8-level-cancer-cure-with-sodium-bicarbonate--baking-soda.html

los sujetos estaban preparados para el retiro inminente a través de una preparación psicoterapeuta de aproximadamente dos a tres semanas. Aun así, con bicarbonato de sodio aparentemente les fue considerablemente mejor[26].

Aunque no soy médico, tengo la sospecha de que la "bicarbonización" podría brindar oportunidades de tratamiento similares para alcohólicos y drogadictos.

Sea como fuera, para dejar de fumar, o simplemente para ver cuántos cigarrillos menos necesita, disuelva una cucharadita de bicarbonato de sodio en 250 ml de agua y bébalo dos veces al día entre las comidas.

Distensión abdominal

En el caso de malestares gaseosos, intente lo siguiente: disuelva media cucharadita de bicarbonato de sodio en un vaso de agua y agregue el jugo de un limón exprimido. Si hace esto, pronto debería cesar el viento. Es de esperarse que esta no sea la calma antes de la tormenta...

Estreñimiento / diarrea

Los estreñimientos se pueden aliviar si coloca media cucharadita de bicarbonato de sodio en un vaso de agua y bebe todo de una vez. Curiosamente, dicen que el mismo procedimiento también vence a la diarrea. La acidificación tiene dos caras en este caso. Es posible que tanto el estreñimiento como la diarrea tomen turnos.

Varicela

¿Su hijo tiene varicela? En ese caso, prepárele un baño de bicarbonato de sodio.

Dolor de garganta, dificultades para tragar

Cuando tenga dificultades al tragar, tome un vaso de agua tibia con una cucharadita de bicarbonato de sodio y haga gárgaras cada tres a cuatro horas.

---

[26] http://www.spiegel.de/spiegel/print/d-40350634.html

Aftas

Disuelva una cucharadita de bicarbonato de sodio en un vaso de agua tibia. Úselo para hacer gárgaras vigorosas. Puede hacer esto varias veces al día. Esto ayudará a curar curará las aftas más rápidamente.

Espinillas

Prepare una pasta de bicarbonato de sodio. Agregue una cucharadita de bicarbonato de sodio en aproximadamente 3 cucharaditas de agua fría. Úselo para untar las espinillas, dele masajes brevemente y deje que la mezcla actúe por un tiempo. Media hora, dos veces por semana, no estaría mal. Tal vez desee aplicar una crema hidratante después del tratamiento con bicarbonato de sodio[27].

Resfrío, nariz congestionada

Mezcle una cucharadita de bicarbonato de sodio en un vaso de agua tibia e inhálelo por la nariz; esto libera la mucosidad espesa. Luego inclínese con la cabeza hacia abajo, y sople el moco. Repita esto varias veces, hasta que el vaso esté vacío.

Infección de la vejiga

A las bacterias les encanta un ambiente ligeramente ácido. Esto parece ser una de las principales razones por las que muchas personas se quejan de infecciones de la vejiga. El ambiente en la vejiga es un medio de cultivo perfecto para las bacterias.

Puede aliviar los síntomas de la infección de la vejiga muy bien, mezclando bicarbonato de sodio en agua y bebiendo diariamente hasta que la infección haya desaparecido.

Las dosis recomendadas varían. Si lo desea, comience con media cucharadita de bicarbonato de sodio disuelto en una taza de agua. También puede disolver y beber una cucharadita entera en una taza.

---

[27] http://de.wikihow.com/Pickel-mit-Natron-bek%C3%A4mpfen

Mal aliento y caries

Si las bacterias en su boca son responsables de un olor fétido, entonces un enjuague con bicarbonato de sodio le ayudará. Por cierto, el bicarbonato de sodio también ayuda contra el olor de las cebollas y del ajo.

Mezcle una cucharadita de bicarbonato de sodio en una taza de agua y haga gárgaras varias veces.

Esto también reduce el riesgo de caries.

Desodorante natural

¡El bicarbonato de sodio disipa los malos olores! El conocedor aprovecha esto, mezclando una cucharadita de bicarbonato de sodio con agua hasta que resulte una especie de crema, que luego frota debajo de sus axilas, o hace lo mismo con sus pies.

Proteja su esmalte dental / pasta dental de bicarbonato de sodio / dientes blancos

Algunos alimentos, como por ejemplo el jugo de limón, son problemáticos para el esmalte dental. Para proteger su esmalte, mezcle bicarbonato de sodio con agua y haga gárgaras varias veces al día.

Alternativamente, puede cepillarse los dientes con pasta dental con bicarbonato de sodio y así hacer algo favorable para el esmalte dental.

Con el bicarbonato de sodio, los dientes pueden ponerse más blancos:

Llene dos tercios de una taza con bicarbonato de sodio, y agregue lentamente agua hasta que se forme una masa similar a la pasta dental, y eso es todo. Si el sabor no le gusta de inmediato, no se preocupe. También para esto hay consejos útiles. Agregue aproximadamente 10 gotas de aceite de menta. Use esto para frotarse los dientes brevemente, déjelo reposar durante cinco minutos y luego enjuague bien. Se recomienda aplicar una vez a la semana.

Bicarbonato de sodio para el cuidado y mantenimiento de la salud

Baño de cuerpo completo
Para un baño de cuerpo completo, agregue aproximadamente 100 gramos de bicarbonato de sodio en polvo a la tina de baño. Esto refresca y rejuvenece su piel y su apariencia. Este baño actúa como desacidificante para todo su cuerpo. Quédese en la tina, a una temperatura de aproximadamente 37 °C durante al menos una hora. ¡Cuanto más tiempo se quede en la tina, mejor! Sería bastante óptimo tener dos de estos baños rejuvenecedores por semana.

Baño de pies
Llene un recipiente con agua tibia. Agregue una cucharadita de bicarbonato de sodio por litro. Sus pies se lo agradecerán. Esto es bueno contra las rajaduras en la piel y cuando le arden las plantas de los pies. Esto también es efectivo contra pies sudorosos. Los pies sudorosos pueden ser un signo de acidez, de modo que lo mejor es que les demos nuestro apoyo según sea necesario.

Enjuagarse la boca / hacer gárgaras
Se mezcla una cucharadita de bicarbonato de sodio en polvo en un vaso de agua tibia, y el enjuague bucal está listo. Haga gárgaras varias veces. El uso diario previene la halitosis, la caries dental e inflamaciones en el área de la boca y de la garganta.

Enjuague nasal
Para un enjuague nasal, necesita los siguientes ingredientes y utensilios:

- 1 cucharadita de sal marina
- 1 pizca de bicarbonato de sodio
- 200 ml de agua hervida, tibia
- Una jeringa de plástico

Para usar esto, incline la cabeza hacia un lado e inyecte la solución en la fosa nasal superior; luego espere unos 20 segundos y luego cámbiela. El uso diario ayuda a mantener su nariz descongestionada.

Como alternativa, puede proceder como describimos arriba: ponga una cucharadita de bicarbonato de sodio en un vaso de agua tibia y enjuáguese la nariz con la solución.

Caballo de Troya

Para el caballo de Troya necesita una cucharadita de bicarbonato de sodio, que mezcla con 3 cucharaditas de jarabe de arce. De esta mezcla, tome una, hasta un máximo de tres, cucharaditas distribuidas a lo largo del día. Aplique por un máximo de dos semanas. En la segunda semana, sólo ingiera una cucharadita de esta mezcla por día.

A través de este pequeño truco, las células ácidas y anaeróbicas (que viven sin oxígeno) ahora se "precipitan" hacia la masa que contiene azúcar, y al hacerlo, se acercan demasiado al bicarbonato de sodio que se agregó; esto las mata a través de un aumento de su pH.

De acuerdo con mis investigaciones, se puede realizar este caballo troyano una o dos veces al año como medida preventiva. Esto impulsa el valor pH durante un período algo prolongado a un valor entre 7,5 y 8.0. Dicen que esto expulsa o destruye bacterias, hongos y otros patógenos indeseados.

El caballo de Troya aparentemente también le hace la vida difícil a los tumores. Un tumor, también llamado cáncer, surge del crecimiento celular incontrolado, una proliferación. Hay (al menos) un médico que afirma que el cáncer es en realidad un hongo que se supone que, según dice, se reproduce con increíble rapidez. Su alimento favorito es el azúcar. Consume varias veces más azúcar que las células sanas. (En este contexto, también se lo llama carbohidratos simples, que inmediatamente se convierten en azúcar en el cuerpo).

Un estudio estadounidense de 2009[28] acerca del efecto del bicarbonato de sodio ingerido por vía oral sobre el cáncer de mama y próstata, afirma que se logró inhibir la formación de metástasis y aumentar el pH del tumor. Otro estudio de 2013 incluso demostró que se pueden reducir los tumores[29].

Agregar bicarbonato de sodio al agua para beber

Hay un "consejo secreto" en los Estados Unidos: tome un litro de agua no carbonatada (!), agregue una pizca de bicarbonato de sodio y beba esta agua hasta el mediodía.

Enema

Para un enema, el bicarbonato de sodio igualmente es bueno, para equilibrar el valor pH. Tome dos cucharadas de bicarbonato de sodio y disuélvalo completamente en dos litros de agua tibia. Puede preguntar a un especialista, comprarse un libro o navegar por el Internet, para averiguar cómo colocarse un enema en casa. El equipo no cuesta mucho.

Otra aplicación interesante que encontré es: gírese (de acostado, con el enema) cada 10 minutos en 90 grados, por el eje longitudinal. Dicen que esto sería efectivo contra los tumores en esta área, para así llegar a todos los rincones.

Risa de los niños

La risa de los niños es especialmente beneficiosa para su salud. Para obtener esta medida de salud contagiosa, necesita una botella de PET de 1,5 litros, vinagre, y bicarbonato de sodio.

Llene la botella de PET con vinagre hasta el ancho de un dedo, agregue 5 cucharaditas de bicarbonato de sodio, y coloque un globo sobre la abertura de la botella. La mezcla produce dióxido de carbono y llena el globo. ¡Usted será el héroe y los niños nunca lo olvidarán!

---

[28] http://www.curenaturalicancro.com/pdf/bicarbonate-increases-tumor-ph-and-inhibits-metastases.pdf
[29] http://cancerres.aacrjournals.org/content/early/2013/01/01/0008-5472.CAN-12-2796.abstract

Contraindicaciones

Un uso responsable de los remedios, en este caso del bicarbonato de sodio, siempre sopesa los riesgos de la terapia contra los riesgos de las alternativas existentes, como también contra los riesgos de abstenerse de una terapia. Es una frase complicada, pero merece mencionarse aquí.

Si tiene alguna duda, pregúntele a alguien que debería saberlo mejor. Es decir, en este caso visite al médico o naturópata de su confianza.

Las contraindicaciones y peculiaridades las encontrará en el capítulo introductorio.

Apéndice

El concepto del equilibrio ácido-base de nuestro cuerpo

La acidificación de nuestro cuerpo
Muchas enfermedades crónicas se originan en un entorno ácido e incluso síntomas agudos como por ejemplo el lumbago (!) de hecho son signos claros de una hiperacidez a lo largo de años. Después de, y también durante, la desacidificación del cuerpo, es importante la ingesta de minerales. Por un lado, esto sucede a través de una adaptación de los alimentos y, por otro lado, la acidificación excesiva, que a menudo ha estado ocurriendo a lo largo de décadas, requiere un suministro de minerales, ya que una compensación únicamente con la alimentación ya no parece ser suficiente. Los suplementos dietéticos son muy útiles en este caso. Visitar a un naturópata o nutricionista probablemente sea la mejor solución para la mayoría de los afectados.

La acidificación es un síntoma
La hiperacidez en sí misma ya es un síntoma y se da a conocer como una enfermedad individual en acción, como por ejemplo gota o estreñimiento. Tiene muchas manifestaciones. En este caso, es importante identificar y eliminar las causas de la hiperacidez.

Causas de la hiperacidez
Las razones para la hiperacidez a menudo no son evidentes a primera vista, y quizás ni siquiera a segunda o tercera vista. Las comunidades médicas y farmacéuticas aprovechan esto hábilmente, al inculcar un el pensamiento orientado a los síntomas, tratar estos síntomas y, al mismo tiempo, desarrollar las píldoras correspondientes. Eso ciertamente tiene su justificación, y en muchos casos ayuda a los afectados. Pero sólo si la persona afectada trata con la causa real de sus malestares, habrá una mejoría a largo plazo.

Miedo

Hoy en día, la producción del miedo se cultiva de forma pura, y eso en todas las áreas de la vida. En los medios de comunicación, leemos acerca de guerra, conflictos, accidentes de todo tipo. Casi pareciera que la humanidad es perseguida por la mala suerte. Tenemos que temer perder el trabajo, de ahorrar y de quedarnos en la pobreza. Tenemos miedo de contraer un virus en nuestra computadora, miedo de ser robados. Hay tantas cosas que nos pueden dar miedo. Ya lo ve:

El miedo gobierna al mundo (y a sus funciones corporales).

¿Quién no sabe de eso? Aun así, los miedos son parte de la vida, seguimos desarrollándonos con cada miedo que hemos superado.

Estrés

Se han escrito muchos ensayos científicos y no científicos sobre el estrés. No vale la pena escribir más acerca de este tema en este libro. Lo que nos hace estresar – y lo que no lo hace – depende no sólo de nuestros pensamientos, emociones y situaciones en las que nos encontramos.

Respiración

Cuando hay miedo y estrés, el ritmo respiratorio se descarrila. La respiración se vuelve superficial y las respiraciones, más frecuentes. El aire ya no se absorbe en el abdomen, sino que ya regresa en el nivel del tórax. En este caso, suceden muchas cosas: se altera el intercambio de oxígeno y dióxido de carbono, y se evita la descomposición del ácido. Pues, a través de la respiración correcta también se neutralizan las sustancias indeseadas.

Alimentación

La dieta ya fue mencionada anteriormente. No lo olvide: cada persona tiene necesidades diferentes. Obviamente esto también se aplica al tipo de alimento. A uno le cae bien, a otro, no.

Exceso o falta de ejercicio

Especialmente en los deportes competitivos, la acidificación del cuerpo está muy extendida. Únicamente a través de la dieta, casi no se puede contrarrestar esto. Obviamente, los atletas profesionales tienen una ventaja en este caso. Específicamente cuando pueden aprovechar el conocimiento de expertos en su personal de apoyo. Sin embargo, muchos atletas aficionados no logran procesar el ácido – en este caso, el ácido láctico – a largo plazo. En algún momento, el organismo se debilita. A menudo, esto sucede justo cuando se necesita un rendimiento completo en una competencia para la cual uno se ha preparado por mucho tiempo, y con mucho esfuerzo.

Demasiado poco ejercicio puede, igualmente, llevar a la hiperacidez. Entonces, si usted no es muy aficionado al deporte, de todos modos debería dar paseos. El caminar, en este caso, sería una solución bastante óptima.

Ecualizador ácido-base

De seguro conoce los ecualizadores de equipos de estéreo. Como oyente de música, usted decide acerca los altibajos de los tonos de su música favorita. El control deslizante para su bienestar funciona de una manera similar. Supongamos que los diferentes controles deslizantes dirigen los valores de miedo, estrés, respiración, dieta y ejercicio. Cualquier desplazamiento de cualquiera de estas "palancas" afectará las funciones en su interior. Si desliza el regulador #3, es posible que también tenga que reposicionar uno u otro regulador adicional de manera óptima. Y al igual que con el ajuste del sonido preferido, la configuración de su cuerpo igualmente puede ser un asunto bastante tedioso. ¡Pero una vez que esté correcto, desarrollará un poder increíble!

El problema, como ya se mencionó, es que cualquier "cambio de palanca" también puede obligarle a reajustar los otros controles. Además, está claro que no todas las personas funcionan de la misma manera, y que no todas las personas necesitan los mismos ajustes. Parece probable que la naturaleza haya establecido esto de esta manera, a propósito. Una persona necesita participar en fiestas hasta que se caiga, otra, muchas posibilidades de retirarse.

Preste atención a su ecualizador y encuentre su configuración personal. Si bien no es posible hacer recomendaciones, generalmente se puede comenzar primero con las palancas para la respiración, la comida y el movimiento, con cambios muy sutiles y controlados en el control deslizante correspondiente.

Enfermedades o síntomas de la hiperacidez[30]

Alergia, asma, fiebre del heno, alergias, presión arterial elevada, celulitis, diabetes, inflamación, dolor de las articulaciones, huesos rotos, canas, imperfecciones (granos) en la piel, caída de los cabellos, infecciones, dolores de cabeza, problemas de concentración, fatiga, calambres musculares, migraña, malestares menstruales, acidez estomacal, trastornos del sueño, peso corporal bajo, sobrepeso, problemas digestivos, gingivitis, piel pálida, manos o pies hinchados o fríos, sombras oscuras debajo de los ojos, osteoporosis, dolores de espalda y articulaciones, problemas de disco, estreñimiento, diarrea, gases intestinales, cálculos biliares, cálculos urinarios, ataque de hongos internos y externos, reumatismo, lumbago, cambios de humor, tínitus, trombosis, tumores, etc., etc.

¡Este listado es largo y ni siquiera está completo! Pero ya ve lo importante que es vigilar el equilibrio ácido-base, reducir la acidez y promover la base. Por favor, no piense que esto no le podría pasar. Si no siente ningún malestar, de todos modos debería determinar sus valores de ácido-base de vez en cuando.

Cuántas personas no acuden al médico por alguna enfermedad y luego se les recetan medicamentos, muchos de los cuales probablemente no necesiten. Esto también incluye placebos, es decir, sustancias que aparentan ser medicamentos. El sistema médico y farmacéutico ha inventado nombres para muchas enfermedades que en realidad son síntomas (!) y luego pretende diagnosticar e incluso combatir estas enfermedades. Pero si la hiperacidez es la raíz de muchos males, ¿por qué constantemente se crean nuevos remedios contra los síntomas resultantes? Seguramente esto no le sorprenderá: se puede ganar buen dinero con esto, y guiar a la gente por un mal camino. Y todo esto, con el pretexto de querer ayudar. De ninguna manera quiero despreciar a los profesionales correspondientes. A mí también me alegra que haya medicinas y médicos.

---

[30] Internet, diversas fuentes

**Hoy en día, ganar mucho dinero,
el crecimiento económico
y el aumento de las ganancias
es más importante que cualquier otra cosa en el mundo**

En última instancia, no todo puede atribuirse a un entorno ácido en el cuerpo, pero según parece, sí una parte importante. Especialmente en el caso de malestares crónicos, que pueden aparecer de forma bastante sorpresiva como episodios agudos, vale la pena investigar uno mismo.

Como ya mencionamos, la hiperacidez crónica e inadvertida, también conocida como acidosis latente, es la base de muchos malestares. Esto significa una carga permanente para el cuerpo.

Un efecto posible es la formación de cultivos de hongos indeseables en nuestro sistema digestivo. Uno de estos hongos es Candida Albicans, un género de hongos de levadura. Es más bien desapercibido, y aumenta gradualmente, hasta que finalmente alcanza un estado de proliferación incontrolada. Puede atacar a todas las membranas mucosas. ¿Tiene quizás una nariz congestionada, o constantemente mocosa? ¿Tal vez tiene una capa en la lengua y ya se ha preguntado qué podría ser? ¿Sufre de estreñimiento o diarrea, o incluso de ambos? ¿Tiene falta de aire o asma? Este hongo también afecta las articulaciones. ¿Conoce el codo de tenista o tiene dolores en las articulaciones o en los hombros (principalmente en el hombro izquierdo)? La lista de los malestares es larga. Los síntomas varían entre de persona a otra. Esto hace que sea tan difícil concluir que la causa podría ser la hiperacidez.

Incidentalmente, Candida Albicans aún tiene una particularidad más. Se enlaza con metales pesados. No pude investigar a fondo por qué sucede esto. Quizás se trate de un mecanismo de protección de nuestro cuerpo. En el caso de hiperacidez crónica, los metales pesados no pueden ser transportados hacia la salida.

Personalmente, lo siguiente me parece probable: también en lo que respecta los hongos, podemos usar la naturaleza como ejemplo. A la naturaleza le gusta usar hongos masivamente en lugares donde hay toneladas de impurezas o sustancias tóxicas. Por ejemplo, se pueden usar ciertos tipos de hongos para purificar un derrame de petróleo de manera relativamente rápida y ecológica, o para desactivar la contaminación tóxica del suelo. En este sentido, esto significa que el hongo puede protegernos de los metales pesados tóxicos y que lo hará, hasta que se encuentre una solución a la situación de carga. **El hongo: ¡una señal de advertencia y un mecanismo de protección a la vez!**

Sin embargo, en la reducción del hongo hay un punto adicional importante. Si se logra ahuyentar al hongo o si se restaura el entorno, se liberan cantidades excesivas de metales pesados y otras sustancias tóxicas, dando lugar a malestares adicionales que se asemejan a, o aumentan, los síntomas de intoxicación (reacción de Herxheimer).

Ya en el Ayurveda, la medicina y filosofía de la India antigua, se describió este hongo. Los conocedores de Ayurveda lo llaman **AMA**, un componente de los venenos digestivos. Parece que ya hace miles de años, se conocía la proliferación de hongos en nuestros cuerpos y fue tratada con ejercicios de meditación y cambios en la dieta. Se consideró que la causa de AMA fue una interacción entre comer en exceso, el estrés, las tensiones mentales y emocionales y la ansiedad.

Circunstancias especiales en mujeres / irregularidades II.

La regulación ácido-base en la mujer tiene una relevancia especial. Con el inicio del período menstrual, el organismo femenino se ajusta con un mecanismo óptimo para la descendencia. Los contaminantes, vale decir los ácidos y las toxinas, son aislados del cuerpo y se eliminan una vez al mes. Es un mecanismo fantástico, que garantiza que el cuerpo se mantenga libre de sustancias nocivas.

Sin embargo, esto también es un peligro para la mujer. A través de este plan provisto por la naturaleza, puede suceder que durante el embarazo y después del final de la regla, la mujer esté plagada de desórdenes de salud, que a veces se manifiestan muy claramente. Estos síntomas a menudo no se identifican inmediatamente como síntomas de hiperacidez. Los síntomas "clásicos" individuales en este caso son, por ejemplo, la osteoporosis por las deficiencias resultantes de minerales, la celulitis y el aumento de peso en el caso del almacenamiento de sustancias indeseadas que ya no se excretan periódicamente.

Carga de metales pesados debido a la acidificación[31]

Las consecuencias de una contaminación por metales pesados (por ejemplo, por, platino y paladio en convertidores catalíticos en nuestros automóviles, mercurio en empastes dentales, plomo, cadmio, arsénico en el humo del cigarrillo o en el tiro al blanco, y níquel en las joyas) son muy similares a los efectos de la acidificación del organismo. En el caso de la hiperacidez, se dice que con frecuencia ésta conduce a problemas en la eliminación de metales pesados. En otras palabras, si su equilibrio ácido-base está en orden, el cuerpo debería ser capaz de eliminar completamente los contaminantes. Los síntomas de una posible contaminación por metales pesados son:

Agresividad, alergias, debilidad en general, fatiga crónica, falta de energía, depresión, resistencia a los antibióticos, debilidad motriz, anemia, asma, trastornos de la presión arterial, trastornos sensoriales (como entumecimiento, sensación de frío, hormigueo), sinusitis, epilepsia, fibromialgia, dolor en las articulaciones, eczema cutáneo, herpes, arritmia cardíaca, alteración endocrina, hiperactividad en los niños, susceptibilidad a infecciones, dolor de cabeza, daño al hígado, memoria deteriorada, concentración alterada, problemas de garganta, dolor de estómago, espasmos en la boca, trastornos nerviosos, inquietud interna, irritabilidad, dermatitis atópica, daño renal, psicosis, enfermedades de hongos, disfunción tiroidea, insomnio / trastornos del sueño, mareos, visión borrosa, sudoración severa, problemas del habla / pronunciación arrastrada, gingivitis, dolor, temblor, autismo, dislexia.

---

[31] Internet, diversas fuentes

Temperatura corporal e hiperacidez

Todos sabemos que la temperatura de nuestro cuerpo es de alrededor de 37 °C y que varía ligeramente, de forma natural. Por ejemplo, mientras dormimos, la temperatura desciende a aproximadamente 36,2-36,5 °C o quizás un poco más bajo aún. Esta parece ser la situación normal, y así también lo considera el gremio de los curanderos en el mundo occidental. En la perspectiva ayurvédica, sin embargo, la temperatura ideal de funcionamiento está entre 36,5 °C cuando estamos en la tierra de los sueños, y podemos o debemos llegar hasta los 37,3 °C por la tarde o al anochecer. Es una diferencia pequeña pero sutil, según me parece. Conozco a mucha gente, en los que la temperatura corporal está permanentemente a un máximo de 36 °C, y son precisamente aquellos que frecuentemente se quejan de problemas y trastornos de salud. ¡Esta no es una coincidencia! Una temperatura demasiado baja le causa problemas a nuestra planta de energía. Debilita el sistema inmune.

Esta baja temperatura crónica también resulta en hiperacidez. En la dietética ayurvédica se distingue también los alimentos que calientan de los que refrigeran. Como la mayoría de nuestros alimentos sale del refrigerador de todos modos, esto no nos sorprende. Este almacenamiento de alimentos, cuando los comemos sin calentar, conduce inevitablemente a una disminución de la temperatura de nuestro cuerpo. Además, en realidad se hace una distinción entre alimentos que enfrían y aquellos que calientan. Se pueden encontrar las listas en el Internet. No soy un especialista en este tema. Los nutricionistas ayurvédicos o los especialistas de la medicina china saben más al respecto.

Aquí sólo señalo la conexión entre la temperatura corporal y la hiperacidez. Dado que nuestro motor – si no alcanza la temperatura ideal – tiene problemas para funcionar correctamente, no está demás agarrar el termómetro para la fiebre de vez en cuando en la mano (o en cualquier otro lugar). Existe también la posibilidad de que la temperatura del cuerpo tienda a bajar con la edad. Esto también puede ser explicado con los conocimientos acerca de la hiperacidez, o el almacenamiento de contaminantes. En cualquier caso, ya de niño me di cuenta lo caliente que era en la habitación de la abuela, y nadie sabía por qué esto tenía que ser así.

¿Ahora bien, cómo hago para aumentar la temperatura? Esto es relativamente fácil de lograr. Muévase más, pero no exagere, y ciertamente no lo haga cerca de una calle concurrida. Por ejemplo, tome las escaleras en lugar del ascensor, o suba al autobús una parada más allá de lo habitual. Como ya mencionamos anteriormente, podría comer alimentos que aumentan la temperatura. Algo que puede ser aún más difícil y que puede demorar un tiempo considerable, es la desintoxicación o incluso la desacidificación de su cuerpo. Sesiones regulares de sauna, baños calientes y ropa que protege contra el frío son medidas complementarias adicionales, como también lo son ejercicios de relajación y respiración.

¡A los 37 °C, la desintoxicación funciona mucho mejor![32]

Lo que necesita para la desacidificación (desintoxicación)

En primer lugar, es importante volver a encarrilar su metabolismo. Se recomienda incluir una gran cantidad de verduras y de preferencia hierbas amargas, en la dieta. Ejercicios de relajación, masajes, entrenamiento de respiración y deportes ligeros realizados regularmente. No exagere con el ejercicio físico; no es apropiado para todos y aún puede alimentar la hiperacidez. Tenga también cuidado con las frutas. Se sugiere que sea parco con las frutas y si las consume, hágalo por la mañana o como postre para el plato principal. Mucha fruta no necesariamente hace más saludables a todos...

Bicarbonato de sodio

El caballo de Troya es especialmente adecuado como tratamiento, una o dos veces al año. O bien, lo utiliza como el inicio de un tratamiento de desacidificación; esto tiene sentido sobre todo si tiene malestares claros.

---

[32] 37°: Das Geheimnis der idealen Körpertemperatur für optimale Gesundheit, Uwe Karstädt, 2014

Mezclar 1 cucharadita de bicarbonato de sodio con tres cucharaditas de jarabe de arce y tomar a lo largo del día, con el estómago vacío. Puede hacer esto por unos días.

Entremedio, si siento que me caería bien, consumo bicarbonato de sodio justo después de levantarme.

Ejercicios de respiración

La técnica de respiración más importante en realidad corresponde a la categoría "lo más natural del mundo"; la respiración abdominal.

Es un signo de los tiempos que muchos de nosotros estamos energizados más o menos permanentemente. Un acontecimiento aquí, otro allá, y antes de darnos cuenta, una vez más nos vamos a la cama más tarde de lo pensado, y nos recuperamos del estrés del día anterior. Después de unas pocas horas de sueño, suena la alarma puntualmente; una vez más, demasiado pronto... Cada día es lo mismo. ¡Además, se duerme inquieto, y hay estrés, antes de levantarse siquiera!

A través de esta carga constante, perdemos la capacidad de estar relajados; lo cual se puede reconocer por nuestras respiraciones, que se vuelven más cortas y más superficiales y que se interrumpen ya a nivel del tórax. Esta respiración de pecho causa que el intercambio de dióxido de carbono en los pulmones no se pueda realizar por completo. ¡Si esto sucede durante mucho tiempo, nos volvemos realmente ácidos!

Por lo tanto, concéntrese en respirar profundamente varias veces al día. Esto debería programarse desde un comienzo, como parte de la rutina diaria. Con el tiempo, se acostumbra y respirará nuevamente como un niño pequeño.

Masajes

En mi opinión, no tiene mucha importancia a qué tipo de masajes se da el gusto a partir de ahora. Ya descubrirá la forma más agradable para usted. ¿Por ejemplo, qué tal un masaje con piedras calientes, o un masaje tailandés? O tal vez un masaje con aceite caliente, o una acupresión, sería algo para usted. En realidad, hay una gran variedad de técnicas de masaje que le relajan y le quitan lo tenso. ¡Disfrute!

Ejercicios de relajación

Vale la pena aprender uno o más ejercicios de relajación y practicarlos regularmente. Por ejemplo, hay el entrenamiento autógeno, la hipnosis, yoga, meditación y mucho más. Ya tendrá sus favoritos, o bien los encontrará pronto.

Días de ayuno

No se debería exagerar inmediatamente cuando se ayuna. Hay una forma fácil de eliminar los extremos: una vez al mes, tómese un día de ayuno (se sorprenderá lo fácil que es), y omita su comida en la noche una o dos veces por semana. Así, como ya mencionamos, le dará a su cuerpo un descanso de la digestión.

TLM

Este método no necesita ser explicado con mucho detalle: ¡Trague La Mitad! Esto le da a su cuerpo el tiempo que necesita para aprovechar todo lo que necesita, sin tener que mover el exceso a los tejidos y guardarlo como grasa para el invierno. A la vez, queda más tiempo para deshacerse de las sustancias nocivas.

Comida básica

En realidad, hay muchas opiniones acerca de qué debe y no debe incluir en una alimentación saludable. Una cosa está clara: todas las personas son iguales; excepto en lo que es saludable para cada una...

Seguramente descubrirá qué es bueno para usted, o al menos qué sería bueno para usted.

Para finalizar

> De nuevo, una pequeña solicitud para usted: Si tiene alguna duda o no está familiarizado con alguna de las áreas mencionadas anteriormente, por favor recurra a un apoyo profesional.

Hasta ahora, ningún maestro ha caído del cielo.
Pero los principiantes tampoco lo hicieron.

Al mantener el nivel correcto de pH dentro de su cuerpo, el bicarbonato de sodio puede aumentar su salud y su bienestar en general. Algunos problemas de salud, como por ejemplo problemas estomacales, cálculos renales, gota, infecciones del tracto urinario o gripe, pueden tratarse bien con el bicarbonato de sodio. Incluso puede aumentar el rendimiento deportivo.

He probado yo mismo algunos de los usos sugeridos, y desde la primera aplicación, el bicarbonato de sodio ha formado parte de los "artículos imprescindibles" en el hogar.

Con esto en mente, le deseo buena salud y, como Dr. Spock solía decir:

¡Ojalá viva una vida larga y exitosa!

www.ingramcontent.com/pod-product-compliance
Lightning Source LLC
Chambersburg PA
CBHW030035230526
45472CB00002B/520